Te 77/83

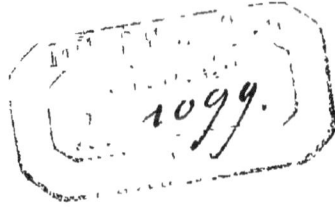

DE L'EMPLOI DU SANG

COMME AGENT RECONSTITUANT

DANS LA PHTHISIE PULMONAIRE

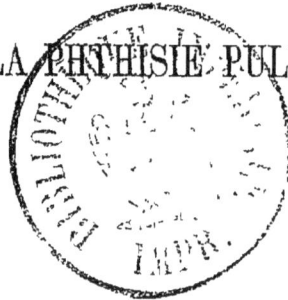

DE

L'EMPLOI DU SANG

COMME AGENT RECONSTITUANT

DANS LA PHTHISIE PULMONAIRE

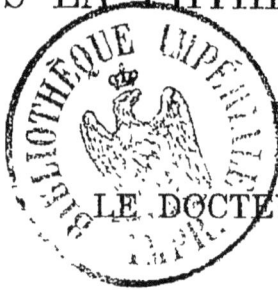

PAR

LE DOCTEUR VOVARD

« Qui morbi ex repletione fiunt, inanitione curantur,
et qui ex inanitione repletio sanat. »

(Hipp., *Aph. IV.*)

BORDEAUX

IMPRIMERIE DE J. DELMAS

Rue Sainte-Catherine, n° 159.

1865

PRÉFACE

Autrefois plus qu'aujourd'hui, les médecins avaient recours à la médication débilitante, émissions sanguines, etc. Maintenant la médication tonique est plus en faveur, d'où il suit, ou que la constitution médicale a changé, ou bien que les forces physiques de la plupart des hommes ont depuis un certain nombre d'années sensiblement décru : la dernière assertion me paraît la plus vraisemblable. Les peuples, aux différentes époques de leur vie, changent de goûts, de mœurs, d'habitudes ; de là de profondes modifications dans les caractères qu'offrent leurs maladies. Nos pères se contentaient en général de peu, leurs besoins étaient moins nombreux que les nôtres. Aujourd'hui la plupart des hommes se laissent entraîner par le mouvement du siècle, et obéissent à une force irrésistible qui les pousse ; il en résulte que les uns, soit pour satisfaire aux exigences de l'époque, soit par besoin, soit par goût, soit par ambition, ont l'esprit continuellement tendu, et se livrent à un travail au-dessus de leurs forces ; d'autres éprouvent les déceptions qui résultent des grands désirs non satisfaits, ou des grandes entreprises qui n'ont pas réussi ; d'autres, les femmes surtout, par l'habitude de l'oisiveté, le défaut d'action, ne procurent pas au corps la force nécessaire pour lutter contre les causes débilitantes qui peuvent se produire plus tard ; chez d'autres enfin les excès de jeu, l'habitude de faire de la nuit le jour et *vice versâ,* etc., etc., ne contribuent pas peu à provoquer ce grand nombre d'affections consomptives contre lesquelles viennent se heurter tant de médications. Les médecins doivent donc être pénétrés de l'importance de rechercher les moyens capables de lutter contre les maladies qui résultent de l'affaiblissement des constitutions.

Le sang à l'état liquide m'a paru, — et l'expérience me l'a confirmé, — être le moyen propre à faire arriver le plus promptement au résultat désiré. Je crois qu'ingéré dans l'estomac, il peut produire des effets, non pas aussi complets, mais identiques à ceux qu'ont obtenus les tranfuseurs, moins les dangers de l'opération.

Les anciens faisaient un fréquent usage du sang desséché, et plus particulièrement de celui du bouquetin, qu'ils regardaient comme tonique et pectoral, et du sang humain dont ils se servaient contre les fièvres intermittentes. Mais cet agent physiologique n'était pas employé par eux à l'état liquide ; quelques médecins, par un préjugé inhérent à l'époque, le redoutaient même ; témoin Ettmuller, qui prétendait que si l'on boit du sang d'un animal, ce sang donne au buveur les façons de l'animal d'où on le tire ; que celui par exemple qui boit le sang d'un chat cherche les coins et chasse aux rats. Il est inutile d'ajouter que nous ne redoutons pas de semblables transformations. Si les médecins qui nous ont précédé n'ont pas eu recours à lui à titre d'agent thérapeutique, on cite des hordes de Tartares qui boivent le sang de leurs animaux domestiques. Le seul ouvrage moderne que je connaisse et dans lequel le sang nouvellement tiré de la veine soit conseillé comme moyen curateur d'une affection, est le *Manuel de matière médicale* de M. Bouchardat, qui en parle en termes trèsélogieux. L'article du savant professeur cite M. le docteur Rimaud, qui s'est guéri, à l'aide de ce traitement, d'une affection chronique qui menaçait ses jours.

DE L'EMPLOI DU SANG

COMME AGENT RECONSTITUANT

DANS LA PHTHISIE PULMONAIRE

———————•◅▬▻•———————

L'observation démontre que l'emploi médical du sang est indiqué chez les anémiques et chez ceux qui, sous l'influence de causes débilitantes, se trouvent dans un état tel que les forces de l'organisme ont besoin d'être reconstituées. C'est dire que les affections qui peuvent en réclamer l'emploi sont nombreuses ; mais mon expérimentation s'étant jusqu'à ce jour plus particulièrement portée sur des cas de phthisie pulmonaire, c'est l'affection dont je vais m'occuper. Je dirai les effets du sang, et avec eux je montrerai combien cet agent mérite, à juste titre, d'être classé parmi les toniques reconstituants les plus puissants ; car il n'en est pas un, je crois, auquel puisse mieux s'adresser la bonne définition que MM. Trousseau et Pidoux ont donnée des toniques :

« Les toniques, disent ces auteurs, sont des médicaments » qui ont pour effet direct et immédiat de rendre de l'énergie » aux fonctions. »

Eh bien ! je ferai connaître dans ce travail quelle activité nouvelle est donnée aux fonctions de la vie organique par la médication dont je m'occupe.

Mes observations ne datent que de sept mois, il est vrai, mais les résultats obtenus en si peu de temps sont assez intéressants pour me permettre de les faire connaître à mes confrères. Je n'ai pas à publier de guérisons complètes de phthisie ; mais, quoique incomplètes, je puis affirmer que j'ai obtenu bien au-delà de mes espérances. Chez le plus grand nombre, l'état local s'est plus ou moins amélioré, et chez tous les forces de l'organisme se sont considérablement accrues.

L'emploi de cet important agent analeptique pourra peut-être paraître, sinon ridicule au moins inutile, tellement nous sommes portés à ne pas considérer comme des remèdes sérieux ce que nous avons tous les jours sous les yeux, et peut-être aussi parce que nous sommes un peu trop les esclaves de l'art. Cependant n'est-il pas sage de penser que la Providence a dû souvent mettre tout près de nous quelques remèdes simples et puissants pour guérir nos affections.

Un autre motif pourrait aussi faire croire l'emploi du sang impossible : c'est le dégoût qu'il semble inspirer. Qu'on se détrompe, tous mes malades, même des enfants, l'ont pris sans difficulté ; je dirai même que quelques-uns l'ont bu avec plaisir, tellement ils avaient conscience du bien qu'il procurait, et cela ne paraît pas surprenant à celui qui observe la nature, car celui-là sait que souvent elle nous inspire le goût des aliments qui conviennent à ses vues. Plusieurs malades m'ont même assuré que si je leur en défendais l'usage, ils ne suivraient pas mes conseils.

Un fait bien remarquable : de même qu'une terre desséchée par le soleil absorbe l'eau avec avidité jusqu'à ce qu'elle en soit saturée, de même les malades prennent le sang avec d'autant plus de facilité que leur faiblesse est plus grande, et, tel est l'admirable instinct de la nature, ils éprouvent un certain dégoût lorsque des symptômes de saturation, de pléthore, dont je parlerai plus loin, se produisent. Ces goûts du malade sont parfaitement en harmonie avec les révélations de la science; ainsi, il résulte des expériences de MM. Magendie et Edwards que lorsqu'on a pratiqué à un animal une forte saignée et qu'on lui injecte un liquide dans les plèvres, on constate que le liquide est plus rapidement absorbé que sur un animal sain; lorsqu'au contraire le corps est pour ainsi dire gorgé de liquides et qu'il approche de son point de saturation, les liquides du dehors ont beaucoup moins de tendance à pénétrer par absorption dans son intérieur.

Tous les tissus de l'économie participent des qualités et des vices du sang; c'est du sang, en effet, de cette chair coulante, comme l'appelait si bien Bordeu, qu'ils tirent tous leurs principes réparateurs. Cette pensée m'a déterminé à faire usage du sang d'un animal jeune, vigoureux, pouvant transmettre des éléments de force et de jeunesse; celui de veau remplit toutes ces conditions et non celui de bœuf, qui est plus riche, il est vrai, mais plus plastique; or, la plasticité, qui est un caractère de vieillesse, nuit à l'activité des fonctions et favorise les congestions. Un autre motif encore, c'est que le sang de bœuf est bien plus désagréable au goût que celui de veau.

Je le fais prendre une fois par jour à la dose d'un quart à trois quarts de verre, et toujours cinq à six heures après le repas, le succès de la médication me paraît en dépendre : et cela se conçoit : le sang pris peu de temps après le repas se mêle aux aliments, et subit comme eux le travail de la digestion, tandis que donné à jeûn, il est plus facilement absorbé.

Je conseille aussi aux phthisiques dont l'affection est avancée, à ceux qui ont peu de forces, de ne pas aller à l'abattoir; il est infiniment préférable qu'on leur porte le sang chez eux. Plusieurs fois j'ai eu à regretter de leur avoir permis de s'y rendre, parce qu'ils transpirent beaucoup, que le mauvais état de leurs forces les oblige à se reposer plusieurs fois pendant le trajet, et qu'alors ils peuvent éprouver des impressions de froid très-nuisibles.

Pour éviter les accidents que je signale, le sang préalablement défibriné est mis dans un carafon que l'on tient dans de l'eau à 45° environ, et il est ainsi porté chez le malade aussi rapidement que possible.

Les premières doses de sang que boivent les malades produisent sur eux un effet sensible : ils éprouvent à la région de l'estomac un sentiment de tonicité, et du côté de l'appareil pulmonaire un sentiment de force et de bien-être. Ce sentiment de tonicité ne se borne pas à être localement ressenti par eux; après peu de temps, ils sentent leurs forces revenir, puis s'accroître de jour en jour.

Son action sur le tube digestif est des plus heureuses, il régularise ses fonctions. Je l'ai toujours vu faire cesser la constipation, et chez plusieurs malades arrêter les vomissements. Chez deux sujets, j'ai vu les premières doses de sang provoquer une forte diarrhée, qui a disparu après quatre ou cinq jours. Habituellement, lorsque, à la suite d'une hémorrhagie, une certaine quantité de sang passe dans l'estomac, il en est rejeté, ce qui semblerait faire croire que le sang de veau devrait être lui aussi difficilement toléré. Mais il n'en est pas ainsi. Est-ce parce que dans le premier cas les malades éprouvent de l'intolérance pour le sang humain ? Ou bien encore parce que ce sang est ingéré dans un moment où l'éréthisme nerveux, conséquence d'une hémorrhagie, produit des contractions spasmodiques de l'estomac ? Peu importe ; mais ce qui est vrai, c'est que le sang, autre que le sang humain, est parfaitement supporté, ne provoque jamais de pesanteurs d'estomac ni de nausées, et qu'à la suite de son administration, l'appétit reparaît promptement, et même un appétit inaccoutumé. Cela, d'ailleurs, s'explique : Nous savons que chez les phthisiques l'état général qui domine la scène est l'atonie ; il n'est donc pas étonnant que l'estomac, comme le disent si bien MM. Trousseau et Pidoux, étant chargé de résumer et d'exprimer la souffrance de l'organisme, soit lui-même dans un état d'atonie, ne fonctionne qu'imparfaitement, et que son énergie reparaisse lorsqu'une certaine activité est donnée à la machine vivante.

Ses effets les plus remarquables se produisent sur le système de la circulation : La peau et les muqueuses, qui étaient décolorées, se colorent ; les veines sous-cutanées, à peine apparentes, se remplissent, deviennent même saillantes ; le pouls, qui était petit, bat avec plus de force ; enfin, par degrés, se développe la pléthore, avec des étourdissements, de la tendance au sommeil, des bouffées de chaleur, etc., etc. Pour faire disparaître ces symptômes, il suffit ordinairement de faire cesser momentanément l'usage du sang ; cependant, chez un de mes malades, j'ai été forcé d'avoir recours à une application de sangsues qui amena un excellent résultat.

A mesure que les vaisseaux sanguins se remplissent et que les forces reviennent, une grande impulsion est donnée à la circulation, le sang est poussé avec plus de force par le cœur ;

il en résulte qu'il est distribué également dans toutes les parties de l'organisme, qu'il arrive facilement à la périphérie, et réchauffe chez certains malades les extrémités, qui aupavant étaient constamment froides.

Un autre effet de la plus grande énergie de la circulation, c'est de diminuer et même quelquefois de faire complétement disparaître certaines congestions passives. J'ai vu, peu de jours après l'usage du sang, une céphalalgie habituelle cesser avec le froid au pied qui la produisait ; mais ce qui est constant, c'est la rapidité étonnante avec laquelle l'état congestif du poumon diminue, et avec lui les symptômes fatigants qui en dérivent, tels que la dyspnée, les hémoptysies, la toux, etc. Cela, d'ailleurs, semble facilement s'expliquer : quand le cœur bat avec peu de force, que la circulation languit, les congestions passives sont fréquentes ; nous voyons, par exemple, les vieillards en être fréquemment atteints, tandis qu'on n'en observe que rarement chez les enfants ; lorsque, au contraire, le mouvement circulatoire se fait avec plus d'énergie, le sang subit l'influence d'une force qui le chasse de l'organe congestionné pour être distribué avec plus d'égalité dans l'économie.

Ces effets sitôt appréciables du sang sur le système circulatoire, ces symptômes de pléthore qui se produisent avec tant de rapidité, nous amènent à rechercher son mode d'action.

Le sang est-il absorbé en nature, ou bien est-il transformé par le travail de la digestion ? Il résulte d'expériences que toutes les parties liquides du sang passent par absorption dans le torrent circulatoire ; que l'albumine, la fibrine animale, sont rapidement absorbées à l'état d'albuminose ou de peptone, mais que cette transformation n'est que passagère, et que ces principes du sang reprennent bien vite leur caractère primitif ; c'est donc une absorption réelle.

M. Lehmann, dans des expériences tentées sur lui-même, a constaté que, quelques heures après son repas, composé exclusivement de substances albumineuses, l'albumine du sang s'était élevée de 12 grammes pour 1,000 grammes de sang.

Comme les principes liquides, les globules sont-ils absorbés

en nature? Quelques auteurs disent oui, d'autres disent non.
De quel côté est la vérité? Je ne me charge pas de le dire :
c'est une question de physiologie qui ne peut être résolue
qu'expérimentalement; cependant, ceux qui la nient ont fait
leurs expériences sur des grenouilles, et alors ne pourrait-on
pas se demander si le calibre des vaisseaux absorbants de
ces batraciens est capable de recevoir les globules d'un animal
tel que le bœuf (1), ces globules offrant un volume beaucoup
plus fort que celui des globules de leur sang. Quant à moi,
si je ne faisais que consulter le résultat de mes observations,
je répondrais par l'affirmative; et plût au ciel qu'il en fût
ainsi, ce serait une véritable transfusion; car je crois qu'à
l'aide de cette opération, on a fait des cures remarquables. Les
transfuseurs comptaient dans leurs rangs de trop grands hommes pour avoir conçu, sans motif, un enthousiasme qui, chez
quelques-uns, est allé jusqu'au délire.

Comme je l'ai indiqué, la toux se calme après peu de jours;
j'ai vu la plupart de ceux qui, la nuit, étaient tourmentés par
des quintes, être presque débarrassés de ce symptôme fatigant.

La dyspnée, après peu de jours, diminue et finit chez quelques-uns par disparaître.

Les crachats deviennent moins abondants et moins opaques.

Quant à l'hémoptysie, je n'en ai pas vu survenir chez les
buveurs de sang, tandis qu'avant d'être soumis au traitement
dont nous nous occupons, plusieurs y étaient sujets.

L'auscultation et les signes stéthoscopiques viennent plus
tard, à leur tour, nous révéler l'amélioration qui s'est pro-
duite dans les poumons de plusieurs phthisiques. Je ne m'é-
tendrai pas, pour le moment, sur ces changements; je les signa-
lerai, en produisant l'observation de chacun de mes malades.

Il ne faut pas d'ailleurs perdre de vue que je n'ai jamais
eu la pensée de faire prendre le sang comme spécifique de la
phthisie pulmonaire, mais bien seulement comme le meilleur
et le plus prompt des reconstituans, et j'ajoute que je ne pré-

(1) On s'est généralement servi, pour ces sortes d'expériences, de sang de
bœuf.

juge rien du résultat définitif, et que ce traitement, ne guérirait-il pas cette cruelle affection, ce serait déjà rendre un
grand service que de soulager les malades et de prolonger
leurs jours.

Quand, chez un anémique, le sang augmente en'quantité et
en'richesse, le système nerveux se calme; là-dessus tous les
médecins sont d'accord. C'est probablement par ce motif que
nous voyons le sommeil rendu à nos malades. J'en ai même vu
qui ont très-bien dormi dès la première nuit, tandis qu'avant ils
éprouvaient une insomnie pénible. N'a-t-on pas observé fréquemment qu'une légère alimentation faisait cesser le délire
et ramenait le'sommeil chez les convalescents; le mode d'action est le même dans les deux cas; pour le prouver, il suffi-
rait presque de citer les paroles de ceux qui font usage du
sang. Tous affirment qu'après avoir pris leur demi-verre de
cet agent analeptique, ils éprouvent à l'estomac la même satis-
faction que s'ils eussent pris plusieurs bons consommés. C'est
peut-être aussi parce que le système nerveux se calme que
chez tous j'ai vu la fièvre diminuer, et chez plusieurs de mes
phthisiques disparaître complétement.

Chez tous les sueurs nocturnes ont ou disparu ou diminué,
avec d'autant plus de rapidité que l'état des forces s'amélio-
rait plus vite.

Après avoir parlé des avantages du sang, parlerai-je de ses
inconvénients? J'en connais peu; cependant je crois que l'abus
de ce moyen tendrait à provoquer chez certains sujets des
congestions actives, particulièrement vers le cerveau ou l'uté-
rus. La malade dont il est question à la neuvième observation
a été atteinte d'une métrorrhagie que j'attribue à l'usage du
sang. Il est donc à propos d'y veiller, et de faire cesser par
intervalles l'usage de l'agent physiologique, en ne donnant
pas aux symptômes de pléthore le temps de se produire avec
trop d'intensité. On conçoit en effet que des malades depuis
si longtemps anémiques, et dont l'économie est peu habituée à
une aussi grande quantité de sang, se débarrassent du trop
plein.

M. S... est âgé de trente-trois ans, d'un tempérament lymphatique sanguin; il s'était toujours parfaitement porté et pa-
raissait jouir d'une forte constitution, lorsque, il y a cinq ans,
il fut atteint des premiers symptômes de l'affection dont nous
donnons l'observation. Sans cause appréciable, sans pouvoir
invoquer ni l'hérédité, ni des écarts de jeunesse, il éprouva
une légère toux sèche; il maigrit, sa peau se décolora. Je
constatai alors la présence de tubercules au sommet d'un ou
des deux poumons. Je prescrivis l'huile de foie de morue et
les autres moyens d'usage, mais sans résultat appréciable, car
la maladie continua à suivre une marche progressivement
croissante jusqu'au moment où il commença à boire du sang.
C'était à la fin de décembre dernier. Voici l'état dans lequel
il se trouvait alors : la toux était très-fréquente et revenait
surtout la nuit, par quintes qui ne laissaient pas, depuis six
mois, au malade, un moment de repos; depuis longtemps les
crachats étaient jaunâtres opaques, quelquefois purulents, et
rendus en grand nombre; depuis un an des hémoptysies d'une
abondance extrême se produisaient à de courts intervalles.
La dyspnée était tellement grande que la parole du malade
était entrecoupée, qu'il ne pouvait achever une phrase sans
être interrompu. La voix était éteinte, les douleurs de poitrine
fortes, surtout du côté gauche; une angine, rebelle à un grand
nombre de moyens, existait depuis plus de six mois. La fièvre
se produisait tous les jours par accès violents : sueurs nocturnes, appétit complétement aboli, faiblesse extrême. M. S....
ne pouvait seul monter sur son lit, ni en descendre; il ne
pouvait rester assis dans son fauteuil plus d'une heure par
jour. La pâleur était extrême, le système vasculaire de la peau
semblait ne plus exister.

L'exploration du thorax fournissait les résultats suivants :
La percussion donnait de la matité sous les clavicules des deux
côtés et dans presque toute l'étendue du poumon gauche, ex-
cepté en arrière et à la base. L'auscultation révélait, dans le

sommet du poumon droit, une obscurité presque complète du bruit respiratoire et une grande quantité de craquements humides ; il existait un peu de retentissement de la voix ; dans le poumon gauche, le murmure respiratoire ne s'entendait presque nulle part, si ce n'était en arrière et à la base ; sous la clavicule, c'était un véritable gargouillement ; la respiration était caverneuse ; il existait de la pectoriloquie.

Tel était l'état du malade, qui, certainement, ne pouvait vivre encore que quelques jours, lorsque, le 20 décembre 1864, il commença à boire chaque jour un demi-verre de sang de veau qu'on lui apportait de l'abattoir.

Le premier effet de ce moyen fut de provoquer une diarrhée qui, après avoir duré deux jours, cessa complétement. Dès les premiers jours, le malade eut conscience des éléments de force que lui apportaient sa boisson, tant du côté des voies digestives et de l'appareil respiratoire que sur le système général.

État du malade le 30 décembre. — M. S... éprouve un mieux notable ; la toux, qui pendant la nuit ne lui laissait pas un moment de repos, diminue tellement, que pendant les dernières nuits il n'a été réveillé par ce symptôme fatigant que deux ou trois fois. Les crachats deviennent moins opaques, moins abondants ; la dyspnée diminue, la voix est moins éteinte, l'appétit revient, la fièvre est moins violente. Les forces reparaissent un peu, M. S... a pu se mettre à table et dîner avec sa famille.

15 janvier. — L'amélioration continue ; le malade n'est quelquefois réveillé qu'une seule fois la nuit par la toux, le sommeil est calme, la dyspnée a diminué d'une manière surprenante, les grandes inspirations qui jusque-là étaient presque impossibles et toujours accompagnées de toux deviennent faciles et sans toux. L'angine diminue, la voix tend à reprendre son timbre normal, la parole est peu entrecoupée, l'appétit est excellent. M. S... peut rester assis une partie de la journée et faire quelques pas dans sa chambre.

Le malade a passé deux jours sans prendre de sang ; il le trouve tellement à dire, qu'il lui tarde de voir arriver le moment d'en prendre de nouveau. Le teint tend à se colorer.

1er février. — Amélioration progressive ; la voix est à peu près normale, peu de fièvre. M. S... peut descendre du premier étage au magasin ; le teint se colore, les veines sous-cutanées sont apparentes.

15 février. — État plus satisfaisant encore ; le malade est sorti.

5 mars. — La peau est fortement colorée, les veines sous-cutanées sont saillantes, M. S... éprouve pour le sang un grand dégoût, contre lequel je l'engage à lutter, tellement j'étais loin de m'attendre aux phénomènes qui allaient se produire.

15 mars. — La peau était fortement colorée ; la face semblait tuméfiée ; le pouls était large, dur, le malade éprouvait une lassitude générale très-grande ; il eût dormi sans cesse, mais son sommeil était très-agité, il éprouvait des vertiges, l'air semblait ne plus pouvoir pénétrer dans les poumons ; c'étaient là des signes évidents de pléthore ; craignant une hémorrhagie du poumon, je fis cesser l'usage du sang et je prescrivis cinq sangsues à l'anus ; cette émission sanguine fut parfaitement supportée, le malade s'en trouva très-bien et peu affaibli. Les symptômes de pléthore disparurent.

25 mars. — Je fais recommencer l'usage du sang.

10 avril. — L'état des forces s'améliore de jour en jour. Le malade est allé à pied à l'église Saint-André, qui se trouve à plus d'un kilomètre de chez lui ; il a entendu un sermon et est revenu également à pied.

12 avril. — M. S... contracta une bronchite qui le fatigua beaucoup ; je craignais pour lui ; cependant, après six jours, il y avait du mieux, les forces revenaient.

1er mai. — M. S... se rend tous les jours à l'abattoir à pied, et revient de même ; il fait chaque jour environ deux kilomètres.

15 mai. — Depuis le commencement du traitement, il n'y a pas eu d'hémoptysies ; les nuits sont en général bonnes, le sommeil est calme, la toux peu fréquente, à moins que l'atmosphère ne soit chargée d'humidité. Les crachats sont muqueux, peu nombreux ; la dyspnée fatigue à peine le malade, la voix est normale, l'appétit excellent ; il a, par intervalles, quelques accès de fièvre ; l'amaigrissement n'a pas beaucoup diminué ; le teint est ordinairement bon, quelquefois pâle. Les traits expriment peu de souffrance, le malade peut facilement faire deux ou trois kilomètres par jour.

Si l'état général est satisfaisant, où en est l'état local ? Les signes stéthoscopiques sont toujours les mêmes ; cependant le bruit respiratoire s'entend dans une plus grande étendue des poumons ; l'air semble y pénétrer plus facilement, le gargouillement s'entend moins, la pectoriloquie n'est plus aussi évidente.

24 juin. — M. S..., en se rendant à l'abattoir, éprouve une impression de froid ; il en résulte une fièvre continue et des douleurs rhumatismales musculaires. Après une abondante transpiration, son état s'améliore, mais il n'est pas aussi bien qu'avant cet accident.

2 juillet. — Fièvre violente. Céphalalgie très-vive, injection de la face, vomissements, peu de toux, peu de dyspnée.

3 juillet. — Délire, agitation très-grande.

4 juillet. — Coma.

5 juillet. — Mort.

Cette mort résulte évidemment d'une méningite aiguë.

En conseillant l'usage du sang à ce malade, je n'avais certainement pas la pensée de pouvoir le guérir, et s'il est le premier à qui je l'ai prescrit, c'est que je pensais pouvoir prolonger ses jours, et mieux apprécier les effets toniques du sang chez un sujet dont l'affection était très-avancée ; et, en effet, mon but a été atteint. Cette observation prouve combien ce puissant agent analeptique reconstitue les forces.

DEUXIÈME OBSERVATION.

M. X..., de Bouliac, est âgé de vingt ans. Tempérament nerveux, constitution faible ; sa mère a été longtemps considérée et traitée comme phthisique ; un de ses frères est mort de cette cruelle affection.

Son enfance n'a pas été maladive ; à seize ans, il éprouva une grande faiblesse, de l'amaigrissement, une légère toux ;

plus tard, il fut tourmenté par des névralgies intercostales violentes, des crises de gastralgie et d'entéralgie. Des hémoptysies se produisirent à diverses reprises L'huile de foie de morue, les vésicatoires, une saison passée aux Eaux-Bonnes n'empêchèrent pas la maladie de faire des progrès. Depuis huit mois environ, notre malade éprouve dans la poitrine un sentiment de putridité; l'expectoration est abondante, les crachats sont sanguinolents; il éprouve une céphalalgie permanente coïncidant avec le refroidissement des pieds; le sommeil est très-agité; les quintes de toux très-fréquentes, surtout la nuit; il existe un éréthisme nerveux très-prononcé; l'appétit est presque nul; les digestions sont pénibles. M. X... éprouve fréquemment des renvois et quelquefois des vomissements; il ne se nourrit guère que de bouillons et de chocolat; ses forces sont annihilées, une marche de deux à trois cents pas suffit pour provoquer une grande fatigue. Fièvre le soir, sueurs nocturnes. La percussion donne de la matité sous les deux clavicules, mais plus particulièrement du côté gauche. A l'auscultation, on remarque du côté droit et sous la clavicule une certaine obscurité du bruit respiratoire, avec un râle crépitant. Sous la clavicule gauche, une absence complète du murmure respiratoire, des craquements humides et de la résonnance de la voix. Tel était l'état du malade, lorsque, le *15 février* de cette année, il commença à prendre le sang de veau à la dose de trois quarts de verre par jour. Nous avons affaire à un malade très-intelligent, qui a su rendre un compte fidèle de l'action du traitement qu'il suit. Dès le lendemain, les crachats ont cessé d'être sanguinolents, et depuis ne l'ont plus été. Après deux jours, il dit avoir ressenti l'effet tonique du sang; quand il le boit, il éprouve le même bien-être que si, après une grande fatigue, il prenait plusieurs bons consommés.

Le *10 mars* suivant, le malade ne se reconnaît plus lui-même; telles sont ses expressions. Plus de névralgies intercostales, plus de gastralgies, plus d'entéralgies, calme dans tout le système nerveux; plus de céphalalgies, la chaleur est revenue aux pieds. La toux a considérablement diminué, les crachats sont muqueux et rares. Le sommeil est devenu très-bon dès les premiers jours, et depuis n'a pas cessé de l'être. Le sentiment de putridité qui existait dans la poitrine a disparu. L'appétit est excellent, et s'est toujours depuis maintenu tel. Les urines, qui étaient troubles, deviennent claires. La fièvre a diminué d'intensité. Les forces reparaissent.

1er avril. — La peau se colore, les veines deviennent plus apparentes ; le pouls et le cœur battent avec énergie, tandis qu'auparavant le pouls était à peine sensible ; le malade dit lui-même que sa main, appliquée sur la région précordiale, ne pouvait sentir les battements du cœur, et il les sent très-bien aujourd'hui. La tonicité des tissus se révèle dans l'observation suivante : les muscles du scrotum étaient depuis longtemps dans un relâchement tel, que les testicules tombaient d'une façon surprenante ; maintenant, ils ne sont pas plus tombants que chez les autres hommes. Les autres symptômes s'amendent de plus en plus. Plus de fièvre, plus de sueurs nocturnes.

10 avril. — Depuis quelques jours, le malade éprouvait du dégoût pour le sang, lorsque tous les symptômes de la pléthore, je ne les énumérerai pas pour éviter des redites, se produisent. Averti par les phénomènes constatés chez le malade qui fait le sujet de l'observation précédente, je fis cesser l'usage du sang, et peu à peu la tendance au sommeil, les vertiges, etc., disparurent ; depuis, M. X... ne prend plus régulièrement chaque jour le sang de veau.

État actuel du malade le 15 mai. — M. X... est retourné dans sa famille avec tous les attributs extérieurs de la santé. Plus de fièvre ni de sueurs nocturnes ; l'embonpoint est un peu revenu. Le teint est bon, le sommeil est excellent ; il existe à peine de la toux ; les crachats sont rares, jamais sanguinolents ; pas de dyspnée ; l'appétit est très-bon ; les forces sont revenues. M. X... a pu, il y a quelques jours, faire dix kilomètres sans être réellement fatigué ; il me dit même pouvoir, sans difficulté, faire une plus longue route. Les signes fournis par la percussion et l'auscultation prouvent que l'état des poumons s'est amélioré ; je trouve moins d'obscurité dans le bruit respiratoire.

TROISIÈME OBSERVATION.

Mme S..., place Canteloup, était âgée de trente ans, constitution forte. Vers le 25 janvier dernier, sans causes appréciables, elle éprouva une toux violente, de la dyspnée, et, quelques jours après, des hémoptysies. Je constatai l'existence d'une phthisie pulmonaire. Après un mois, la malade était déjà fort mal ; je lui fis prendre le sang de veau, mais sans résultat ; la phthisie suivait une marche galopante, et enlevait la malade le 22 mars.

QUATRIÈME OBSERVATION.

Mlle P..., rue Marengo, âgée de vingt-six ans, tempérament lymphatique nerveux, constitution faible. Il y a eu des phthisiques dans la famille.

Le 15 septembre 1863, elle éprouva une forte impression pendant l'époque menstruelle ; les règles se supprimèrent, et aussitôt survint une violente céphalalgie avec fièvre. Après quinze jours, elle se trouva un peu mieux, mais conserva une certaine faiblesse. Un peu plus tard, elle pâlit et maigrit ; quelques mois après, elle éprouvait une légère toux sans expectoration ; les règles revenaient régulièrement, mais elles étaient peu abondantes ; le sang était décoloré ; il y avait de la dysménorrhée. La faiblesse augmentait, des lipothymies fréquentes fatiguaient la malade. Je fus appelé vers le 1er janvier suivant, et je constatai l'existence d'une phthisie pulmonaire. Malgré l'huile de foie de morue, etc., les symptômes allaient s'aggravant de jour en jour. Voici l'état dans lequel M. le docteur Levieux, appelé en consultation, et moi la trouvâmes, le 25 février 1865.

Toux fréquente, peu d'expectoration, fièvre revenant par accès tous les soirs, sueurs nocturnes, amaigrissement, douleurs de poitrine du côté gauche et entre les deux épaules, dyspnée très-forte, hémoptysies légères, angine, insomnie. La faiblesse était tellement grande, que la malade ne pouvait rester assise dans son fauteuil qu'une heure et demie au plus par jour; la peau était complétement décolorée; il existait, depuis cinq mois, une salivation abondante; appétit nul, constipation, lipothymies fréquentes; l'exploration du thorax fournissait les signes suivants : à gauche, matité sous la clavicule et dans les fosses sus et sous-épineuses; l'oreille appliquée sur ces points faisait constater de l'obscurité du murmure respiratoire, un râle crépitant ou des craquements secs; à droite, pas de matité, rudesse du bruit respiratoire sous les clavicules.

9 mars. — L'état de Mlle P... empirait; je lui fis prendre le sang de veau, qu'on lui apporta de l'abattoir.

11 mars. — La malade éprouva un violent accès de fièvre, et depuis n'en a plus ressenti. (La fièvre se produisait tous les jours depuis six mois.)

12 mars. — Le sommeil revient.

15 mars. — La toux diminue.

16 mars. — L'appétit reparaît, — selles régulières.

17 mars. — On ne peut, à l'abattoir, lui procurer du sang. A l'heure où elle le buvait habituellement, elle éprouva un sentiment de faim inaccoutumé qui lui fit demander une côtelette qu'elle mangea avec appétit.

24 mars. — Mlle P... n'éprouve que rarement des lipothymies; les sueurs nocturnes ont diminué d'une manière notable; l'angine est moins forte; peu de dyspnée.

29 mars. — Peu de douleurs de poitrine.

9 avril. — Le sang menstruel est plus abondant et plus coloré; peu de dysménorrhée.

1er mai. — Les forces sont un peu revenues; Mlle P... peut se tenir assise cinq ou six heures par jour, et se promener dans sa chambre : la peau se colore.

15 mai. — Les symptômes de pléthore, tels que vertiges, etc., se produisent; je fais momentanément cesser l'usage du sang.

1er juin. — Pas de fièvre, pas de sueurs nocturnes, sommeil excellent, peu de toux, bon appétit, plus de lipothymies, plus d'hémoptysies; Mlle P... se lève le matin, à huit heures,

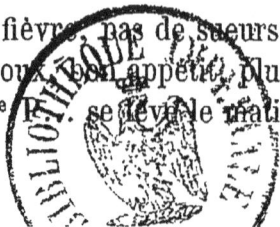

et ne se couche le soir qu'à neuf; elle monte avec facilité les escaliers d'un étage; elle est allée se promener plusieurs fois à une certaine distance de chez elle; elle a engraissé; elle a par moments des couleurs; les veines sous-cutanées sont saillantes; plus de douleurs de poitrine. Mlle P... m'affirme que si elle jouissait de toutes ses forces, elle ne se considérerait plus comme malade. L'état des poumons me paraît s'être amélioré; le bruit respiratoire s'entend mieux; les craquements sont moins forts et moins nombreux.

1er juillet. — Notre confrère, M. le docteur Levieux, a bien voulu venir constater cette grande amélioration.

1er août. — La malade sort, se promène; elle a beaucoup engraissé; elle se trouve très-bien; mais les poumons, quoique dans un état bien plus satisfaisant, ne sont pas guéris.

CINQUIÈME OBSERVATION.

Mlle R..., rue du Tondu, tempérament lymphatique sanguin, constitution faible, âgée de vingt-six ans, a perdu un frère phthisique. A l'âge de huit ans, elle était fraîche, grasse, lorsqu'elle fut atteinte d'une coqueluche qui se compliqua, et dont les complications durèrent, dit-elle, dix-huit mois. Pendant l'existence de cette coqueluche, une transpiration abondante des pieds, à laquelle elle était sujette, se supprima; depuis, elle garda toujours une légère toux. Elle ne reprit plus son embonpoint, ni ses forces d'autrefois; à quatorze ans, elle fut réglée, et l'a toujours été parfaitement depuis; à quinze ans, le corps étant couvert de sueurs, elle éprouva une impression vive de froid, et contracta un rhumatisme articulaire aigu avec une bronchite qui ne firent qu'aggraver sa situation. Dès lors, la toux devint plus fréquente, mais sans expectoration, la dyspnée plus forte, la faiblesse s'accrut. A vingt ans survinrent des lipothymies, qui revenaient surtout la nuit et réveillaient la malade, et une surexcitation telle du système nerveux que le sommeil était à chaque instant interrompu par des rêves effrayants; un appétit exagéré résultait de ces lipothymies; l'huile de foie de morue calmait la toux. Tel était l'état de la malade lorsqu'elle vint me consulter.

J'examinai les poumons, je constatai de la matité sous les deux clavicules, et plus particulièrement à gauche ; de la sécheresse de la respiration et un râle crépitant à droite ; à gauche, une grande obscurité du bruit respiratoire et des craquements secs. Il n'y a jamais eu d'hémoptysies, ni de fièvre, mais des sueurs nocturnes par intervalles. Mlle R... se rendit à l'abattoir le 5 avril, mais en s'arrêtant plusieurs fois en route, et prit trois quarts de verre de sang de veau. Dès la nuit suivante, elle a parfaitement dormi, n'a pas éprouvé une lipothymie, pas un de ces rêves effrayants qui ne lui laissaient jamais une heure entière de bon repos.

10 avril. — L'appétit revient à son état normal ; la toux, qui d'ailleurs n'était pas très-forte, diminue.

25 avril. — La peau commence à se colorer, les veines se développent.

1er mai. — Mlle R... éprouve des vertiges, de la tendance au sommeil ; alors elle interrompt, par intervalles, son traitement. Elle me disait que, deux heures après avoir bu le sang, elle se trouvait dans un état qui ressemblait à celui de l'ivresse : vertiges, sommeil contre lequel elle ne pouvait lutter, bouffées de chaleur, etc., etc. Le jour qu'elle n'en prenait pas, elle n'éprouvait pas ces phénomènes. Depuis le 8 mai, elle ne prend plus de sang ; je me dispose cependant à lui en faire prendre de nouveau.

1er juin. — L'état des forces est bien meilleur ; Mlle R... n'aurait pas pu faire plus de deux kilomètres sans être très-fatiguée : il y a quelques jours, elle a pu aller à la Souys, c'est-à-dire faire environ dix kilomètres ; appétit normal, sommeil bon, paisible ; plus de lipothymies. L'état des poumons ne s'est pas sensiblement amélioré.

SIXIÈME OBSERVATION.

Marie M..., place des Capucins, vingt-six ans, tempérament sanguin, constitution très-forte jusqu'à l'âge de vingt ans, où elle fut atteinte d'une dyssenterie qui dura trois mois ; quelque temps après, elle éprouva une vive impression ; depuis lors, elle fut sujette, à chaque époque menstruelle, à de véritables métrorrhagies ; il en résulta une anémie, avec faiblesse extrême, battements de cœur, etc. Malgré cet état, peu de pâleur. Vers le mois d'août dernier, elle remarqua que son sang menstruel offrait une couleur noirâtre, et qu'il exhalait une odeur repoussante ; pendant le mois d'octobre suivant, elle observa que la transpiration abondante des pieds à laquelle elle était sujette depuis son enfance, disparaissait. Alors elle éprouva une céphalalgie continuelle, elle toussa, maigrit, puis survint, vers le mois de décembre, une forte dyspnée, qui fut bientôt suivie d'une hémoptysie abondante, de douleurs de poitrine du côté droit. L'huile de foie de morue, prescrite dans le mois de janvier, calma un peu la toux, sans avoir d'action sur les autres symptômes.

État de la malade le 17 avril. — Toux revenant par quintes, peu d'expectoration, hémoptysies fréquentes depuis un mois, oppression très-forte, voix affaiblie, amaigrissement, appétit nul, peu de forces, fièvre le soir, sueurs nocturnes, sommeil agité par des rêves pénibles. Les signes fournis par l'auscultation et la percussion sont les suivants : à droite, sous la clavicule et dans la fosse sous-épineuse, matité légère, obscurité du bruit respiratoire, râle crépitant et craquements secs ; à gauche, pas de matité, rudesse dans le bruit respiratoire.

Mlle M... se rend, *le 17 avril,* à l'abattoir et boit un demi-verre de sang.

21 avril. — Le sommeil est devenu calme, profond, la toux a diminué.

25 avril. — La dyspnée est moins fatigante, les douleurs de poitrine tendent à disparaître.

5 mai. — Il n'existe presque plus de dyspnée, plus de fièvre, les sueurs nocturnes continuent, la transpiration des pieds tend à se reproduire, plus de céphalalgies.

15 mai. — Mlle M... peut facilement faire quatre fois plus de route qu'avant de boire le sang ; les métrorrhagies sont toujours aussi abondantes, et je dois ajouter une observation que m'a faite la malade et qui me paraît être d'une haute importance; elle affirme que depuis qu'elle suit ce traitement, le sang menstruel est devenu d'une belle couleur rouge, et qu'il n'exhale plus, comme autrefois, cette odeur repoussante.

25 mai.— Il n'y a pas eu d'hémoptysies depuis le commencement du traitement, toux peu fréquente, pas de dyspnée, pas de fièvre, pas de douleurs de poitrine; toujours quelques sueurs nocturnes, moins d'amaigrissement.

Les signes stéthoscopiques me paraissent s'être avantageusement modifiés, mais pas encore d'une façon assez appréciable pour les noter.

Vers le *1er juin,* je perdis de vue cette malade que je rencontrai de nouveau dans le courant de septembre, et qui alors me remercia des bons conseils que je lui avais donnés, me disant qu'elle se trouvait très-bien aujourd'hui.

Cette observation est surtout intéressante à un point de vue, je veux parler du changement dans la couleur et l'odeur du sang menstruel. Cette médication aurait-elle l'avantage, dans quelques cas, d'exercer sur le sang une action dépurative ?

SEPTIÈME OBSERVATION.

Mme L..., de Saint-Macaire, trente et un ans, tempérament lymphatique sanguin, constitution forte avant son mariage. La phthisie est héréditaire dans cette famille. Mariée à vingt-trois ans, elle a eu quatre grossesses qui ont été très-pénibles. Elle a nourri deux enfants, elle tient un magasin qui lui a occasionné beaucoup de fatigue. Ses règles ont toujours été régulières. Peu de temps après son mariage, elle a commencé à maigrir et à s'affaiblir. Il y a quatre ans, elle éprouva une légère toux sans expectoration; depuis deux ans, une dyspnée très-forte, des douleurs du côté gauche, une anoréxie complète avec des vomissements se produisant plusieurs fois dans la journée et surtout après les repas, de telle sorte qu'elle gardait rarement en totalité les aliments qu'elle avait pris.

Plus tard, la voix s'affaiblit, et des hémoptysies se produisirent à de courts intervalles.

État de la malade le 19 avril 1865. — La toux est forte et revient surtout par quintes, le matin, le soir et la nuit ; peu d'expectoration ; dyspnée très-grande, douleurs de poitrine du côté gauche, voix presque éteinte, parole entrecoupée, impossible de dire une phrase sans s'arrêter à plusieurs reprises ; amaigrissement considérable, pâleur extrême, pouls petit, pas de fièvre, sueurs nocturnes, forces annihilées ; la malade ne peut marcher cinq minutes sans s'arrêter, ni monter les escaliers d'un étage sans grande difficulté ; insomnie ou sommeil agité.

L'exploration du thorax fournit les résultats suivants : du côté droit, la percussion ne donne pas de son obscur, mais le bruit expiratoire est très-prolongé et domine le bruit de l'inspiration ; du côté gauche, la matité est très-prononcée dans une grande étendue au-dessous de la clavicule et dans la fosse sous-épineuse ; en appliquant l'oreille sur ces points, on entend des craquements humides et nombreux, le bruit respiratoire s'entend à peine, il y a du retentissement de la voix.

Mme L... se rendit à l'abattoir avec difficulté, *le 19 avril ;* elle commença à prendre chaque jour trois quarts de verre de sang de veau ; le troisième jour, la toux et la dyspnée diminuèrent notablement ; la quatrième nuit fut bonne, le sommeil profond, pas de rêves pénibles. Après huit jours, les vomissements avaient disparu.

29 avril. — L'appétit reparaît, la toux devient plus rare et plus grasse.

5 mai. — Le pouls est plus plein, la peau se colore, les veines sont plus apparentes, les forces commencent à bien revenir, la voix est plus forte.

25 mai. — Il n'y a pas eu d'hémoptysies depuis le commencement du traitement par le sang ; la toux est rare, grasse, peu de dyspnée, pas de douleur de poitrine.

5 juin. — La voix est normale, Mme L... monte sans difficulté les escaliers d'un deuxième étage, elle a pu faire sans grande fatigue quatre kilomètres ; les sueurs nocturnes sont moins abondantes.

Chez cette malade l'état local s'est amélioré bien au-delà de mes espérances ; à droite, le bruit de l'inspiration a beaucoup gagné sur celui de l'expiration ; et à gauche, le murmure respiratoire s'entend mieux et les craquements sont moins nombreux.

Le 1ᵉʳ juillet, elle retourne dans sa famille.

HUITIÈME OBSERVATION.

Mᵐᵉ M..., rue des Menuts, âgée de trente-trois ans, tempérament lymphatique, constitution faible, mariée depuis six ans, pas d'enfants. Elle a perdu un frère phthisique. Il y a trois ans, à la suite de grands chagrins, elle maigrit, pâlit, éprouva une légère toux sans expectoration ; plus tard survinrent de la céphalalgie et des troubles hystériques divers ; le sommeil était agité par des rêves pénibles.

État de la malade le 20 avril. — Mᵐᵉ M... éprouve, du côté droit et entre les épaules, de fortes douleurs, la toux est très-forte le matin et le soir, rarement la nuit ; pas d'expectoration, dyspnée très-fatigante, pas d'hémoptysies, appétit nul, pas de fièvre, pas de sueurs nocturnes, pouls petit, les forces sont épuisées ; Mᵐᵉ M... ne peut monter des escaliers ni faire une petite marche sans être essoufflée et sans tousser beaucoup ; la pâleur est extrême, la voix est affaiblie.

L'exploration du thorax donne les résultats suivants : Pas de matité. A droite, sous la clavicule, le bruit respiratoire est dur, on entend du râle crépitant et des craquements secs ; il existe du retentissement de la voix.

Le 20 avril, elle se rend à l'abattoir et boit trois quarts de verre de sang. Elle éprouva d'abord une soif très-vive qui cessa bientôt.

Après quelques jours, la toux et la dyspnée diminuèrent, l'appétit devint meilleur, la pâleur ne fut pas aussi grande, les forces se rétablirent un peu, cependant moins bien que chez les autres malades ; mais la céphalalgie persistait, les troubles hystériques aussi, le sommeil n'était pas meilleur. J'interrogeai de nouveau la malade, et je constatai chez elle l'existence d'une métrite chronique, qui expliqua la persistance de l'état nerveux.

Le 15 mai, je ne trouvai pas de différence appréciable dans l'état des poumons.

Mme M..., quoique à un moindre degré, éprouva comme les autres l'action tonique du sang ; mais voyant que les troubles nerveux devaient être un obstacle à la reconstitution prompte de ses forces, j'ai cru devoir lui faire momentanément interrompre son traitement, et avant de le lui faire recommencer, m'occuper exclusivement de l'affection utérine. ‘

NEUVIÈME OBSERVATION.

Mme X..., modiste, est âgée de trente-deux ans, constitution faible, tempérament lymphatique ; son affection date de six ans. A Paris et à Bordeaux, elle a subi un traitement qui ne laisse aucun doute sur le diagnostic qui a été porté ; on lui a prescrit de l'huile de foie de morue, des cautères sous la clavicule gauche, etc. Voici l'état de la malade lorsque, le 10 mai, elle vint me consulter :

Toux fréquente, crachats opaques, dyspnée très-grande, voix presque complètement éteinte, peu de sommeil, quelques accès de fièvre, sueurs nocturnes, faiblesse extrême ; Mme X..., depuis six mois, ne peut presque plus travailler ; grande pâleur.

La percussion donne de la matité sous la clavicule et dans la fosse sous-épineuse gauche, et à ces mêmes points l'auscultation révèle une absence complète du bruit respiratoire et un véritable gargouillement.

Le 11 mai, elle se rendit à l'abattoir avec difficulté et commença à boire le sang de veau.

6 juin. — Toux bien moins fréquente, peu d'expectoration, peu de dyspnée, le timbre de la voix est normal, le sommeil est excellent ; toujours quelques accès de fièvre, peu de sueurs nocturnes ; les forces sont meilleures. Mme X... peut travailler une grande partie de la journée, et même quelquefois, malgré mes conseils, veiller une partie de la nuit ; ses couleurs reviennent.

24 juin. — Douleurs lombaires, sentiment de pesanteur à l'hypogastre.

26 juin. — Métrorrhagie qui dura jusqu'au 15 juillet.

20 juillet. — La malade, quoique un peu pâle, se trouve aussi bien qu'avant l'hémorrhagie, mais plus faible.

25 juillet. — Mme X... reprend du sang.

1er août. — Nouvelle métrorrhagie qui dure huit jours.

14 août. — La malade, quoique faible, se trouve assez bien. L'état du poumon ne s'est pas sensiblement amélioré.

J'ai plusieurs autres observations, mais trop récentes pour être publiées. Je ne dirai qu'un mot d'une phthisique, jeune fille âgée de dix-huit ans, qui est dans un état de marasme depuis plus d'un an; il y a quinze jours, lorsque, pour la première fois, elle est allée à l'abattoir, on la soutenait, elle marchait difficilement; aujourd'hui, elle n'a plus besoin d'être accompagnée, elle étonne tous ceux qui la connaissent.

Telle est la relation exacte des faits que j'ai observés. Avec de tels résultats, que penser de l'avenir? Quelques-uns de ces malades, qui se trouvent en si bon chemin, arriveront-ils au but, c'est-à-dire à la guérison? C'est ce que le temps apprendra.

Et, je le répète, le sang ne guérirait-il jamais la phthisie pulmonaire, les observations que je produis restent toujours intéressantes, parce qu'elles prouvent que le sang est parfaitement toléré par l'estomac, et qu'il a une action bien certaine; or, la connaissance de ces faits engage à l'expérimenter dans les circonstances où il est surtout indiqué, à la suite des grandes hémorrhagies, par exemple.

De tout ce qui précède, je tire les principales conclusions que voici :

1° Le sang ingéré dans l'estomac est un puissant reconstituant ;

2° Il me paraît être absorbé en nature, et ce qui me le fait croire, c'est qu'après un temps qui varie de quinze jours à deux mois, il provoque habituellement des symptômes de pléthore ;

3° Il relève les forces des phthisiques, et si bien que sans les signes stéthoscopiques qui prouvaient le contraire, on eût pu croire chez quelques-uns la guérison presque complète ;

4° Il réussit surtout quand il s'agit de phthisies à marche lente, et très-peu quand il est prescrit contre les phthisies aiguës ;

5° Est-il capable de guérir radicalement la phthisie, ou bien son action n'est-elle que momentanée ? C'est ce que j'ignore encore.

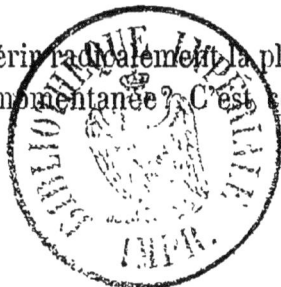

FIN.

www.ingramcontent.com/pod-product-compliance
Lightning Source LLC
Chambersburg PA
CBHW070753210326
41520CB00016B/4678